AF313460

FERRURE PÉRIPLANTAIRE

SON APPRÉCIATION

PAR

DES EXPÉRIMENTATEURS COMPÉTENTS

LETTRES

ADRESSÉES

A M. CHARLIER A CE SUJET

PARIS

TYPOGRAPHIE DE RENOU ET MAULDE

144, RUE DE RIVOLI, 144

1867

FERRURE PÉRIPLANTAIRE

SON APPRÉCIATION

PAR

DES EXPÉRIMENTATEURS COMPÉTENTS

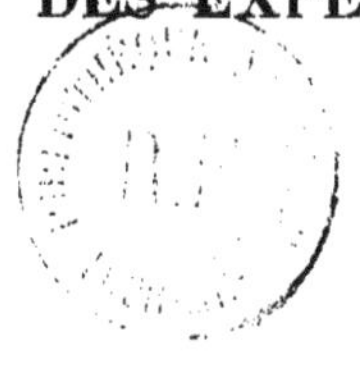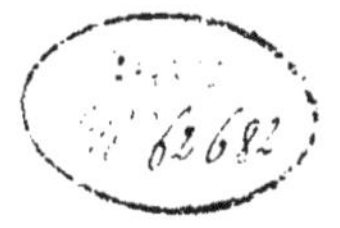

LETTRES

ADRESSÉES

A M. CHARLIER A CE SUJET

PARIS

TYPOGRAPHIE DE RENOU ET MAULDE

RUE DE RIVOLI, N° 144

1867

FERRURE PÉRIPLANTAIRE

LETTRES ADRESSÉES A M. CHARLIER A CE SUJET

A Monsieur H. BOULEY

INSPECTEUR GÉNÉRAL DES ÉCOLES VÉTÉRINAIRES DE FRANCE
DIRECTEUR DU RECUEIL DE MÉDECINE VÉTÉRINAIRE

Paris, le 15 avril 1867.

Monsieur et cher Maître,

Me permettrez-vous d'adresser encore quelques mots de réponse à mes infatigables critiques ? Je l'espère, car je serai bref et j'éviterai surtout de continuer la discussion sur le terrain scientifique.

Il n'est pires aveugles que ceux qui ne veulent point voir. Je ne puis espérer convaincre ni M. Leblanc, ni M. Villate ; le plus simple est de les laisser tranquilles dans leur opiniâtreté.

Il n'est point absolument nécessaire, on en conviendra, que ces messieurs comprennent et approuvent ma ferrure pour qu'elle soit comprise et acceptée du public. J'ai donc décidé que, dorénavant, je n'opposerais plus que des faits à leurs assertions malveillantes, des convictions à leur opinion, et c'est ce que je vais faire dès aujourd'hui, si vous le voulez bien, Monsieur le Directeur, en extrayant quelques passages des lettres que d'honorables confrères de la province, et autres expérimentateurs dignes de foi, m'ont adressées avant et depuis les fameux debats soulevés par l'apparition de mon système de ferrure.

Je n'ai pas demandé la permission de publier ainsi ce qui m'était écrit particulièrement, sans prévision à coup sûr de l'usage que j'en pourrais faire ; mais *c'est ma propriété*, et mes collaborateurs me pardonneront, je l'espère, cette indiscrétion, devenue nécessaire pour faire connaître la vérité dans une question qui intéresse à un si haut point l'art de la maréchalerie et la conservation du cheval.

Plus tard, si vous le permettez de nouveau, je produirai les certificats des personnes qui, à Paris même, ont expérimenté sur leurs chevaux la ferrure périplantaire.

Un mot encore, cependant, à M. Villate, qui désire être renseigné sur la valeur de mon brevet. Je ne puis mieux faire, à cet égard, que de l'engager à lire l'arrêt qui vient d'être rendu en ma faveur par la Cour impériale de Paris. Après cette lecture, s'il n'est pas suffisamment instruit, il n'aura qu'à me poser des questions, et je lui répondrai. Dans tous les cas, cette lecture le rassurera à l'endroit de ma *foi* ; il verra que ma ferrure guérit beaucoup de maladies du pied du cheval, sans qu'il soit besoin de recourir à la *magie*, ni d'invoquer les *grands esprits* de mes contradicteurs.

Ceci écarté, arrivons à l'exhibition d'une partie de ma correspondance, en ce qu'elle a de véritablement pratique.

« Bourges (Cher), le 6 février 1866.

« Monsieur et honoré Confrère,

« Je n'ai pu essayer votre mode de ferrure, dont je suis très-partisan, que chez un seul de mes clients, M. le comte de Montsaulnin ; mais, je dois le dire, il nous a donné les plus heureux résultats sur des pieds encastelés.

« M. le comte doit aller passer quelques jours à Paris ; il ira vous voir pour vous régler l'indemnité qui vous est due, car il désire continuer l'application de votre ferrure. « GODEAU, vétérinaire. »

« Barbezieux (Charente), le 19 février 1866.

« Monsieur et Confrère,

« Les résultats pratiques de votre ferrure sont surprenants. Je compte déjà cinq ou six cures, par son application, de boiteries anciennes, dont le siége inconnu était évidemment dans le sabot. Le nombre des chevaux que j'ai fait ferrer s'élève actuellement à vingt-six, et tous nous donnent complète satisfaction, qu'ils fassent un service léger ou fatigant, qu'ils aient les pieds plats ou resserrés.

« Je viens de publier un petit article au sujet de ces expériences dans le journal de la localité. Je m'empresse de vous l'adresser.

« ROCHARD, vétérinaire. »

« Excideuil (Dordogne), le 10 mars 1866.

« Monsieur et Confrère,

« J'ai essayé votre nouvelle ferrure et suis enchanté des résultats qu'elle a produits.

« Le premier essai a été fait le 10 novembre 1865, aux pieds postérieurs d'une jument bretonne. Les quatre pieds sont bons, mais la jument glisse beaucoup d'ordinaire en descendant une certaine rue en pente. Aussitôt ferrée, on la fait descendre cette même rue, et l'on remarque qu'elle ne fait pas la moindre glissade des pieds soumis à la ferrure ; tandis qu'elle se maintient difficilement des pieds qui sont encore ferrés à l'ancien système.

« Le lendemain 11, cette jument est ferrée des pieds antérieurs, ainsi qu'un cheval de cinq ans, bâtard breton, ayant aussi quatre bons pieds. Tous deux, l'un monté, l'autre tenu en main par le cavalier, descendent côte à côte, au grand pas, la rue susdite, sans faire ni l'un ni l'autre la plus petite glissade. Si je n'avais été témoin d'un pareil fait, se produisant immédiatement, je ne l'aurais pas cru.

« Le 13 du même mois, nous avons appliqué votre ferrure à une jument limousine ayant des sabots à mince paroi, s'écaillant aisément, les pieds fortement serrés, encastelés, les fourchettes atrophiées, sensibles, et offrant le suintement, qui est le triste apanage de ces sortes d'affections.

« Ces trois chevaux, pour se rendre chez leur propriétaire M. Dosset, ont eu à parcourir 8 kilomètres sur une route très-accidentée et nouvellement rechargée de distance en distance. Ils s'en sont parfaitement tirés et marchent constamment depuis sur toutes sortes de terrains, et pour toutes sortes de services, à la grande satisfaction des personnes qui les conduisent.

« Ils ont été referrés les 13, 14 et 16 décembre ; puis le 21 et le 29 janvier, les 20 et 22 février.

« Les bons résultats obtenus sur la jument limousine, dont les talons se sont élargis et le suintement des fourchettes a disparu, m'engagèrent à ferrer ma propre jument, âgée de sept ans, ayant les pieds à peu près dans le même état. Depuis lors, elle marche beaucoup mieux ; je remarque qu'elle a une liberté de mouvements plus grande, qu'elle parcourt avec une adresse surprenante les sentiers les plus étroits, que ses allures sont plus douces, qu'elle est devenue plus légère à la main, se plie mieux à l'action des jambes, ne glisse plus sur les terrains argileux, et a la marche tellement sûre que je n'ai nul besoin de la surveiller dans les endroits dangereux. Enfin, ses talons s'élargissent et les fourchettes deviennent fortes. Je n'aurai plus jamais recours à d'autre ferrure pour elle.

« Malgré ces résultats, la résistance qu'on oppose à votre ferrure est incroyable. Les maréchaux et même les propriétaires ne veulent pas y croire ; elle est trop simple par elle-même ; on en rit ; on s'en moque. Mais le temps viendra où la vérité se fera connaître ; j'y aiderai de tout mon pouvoir. « DUHAMEL, vétérinaire. »

« Genève (Suisse), le 11 mars 1867.

« Monsieur,

« J'ai le plaisir de vous annoncer que les essais de votre ferrure, que j'ai fait appliquer aussitôt le reçu des instruments et des instructions nécessaires, ont pleinement réussi. Toutes les personnes compétentes, qui ont examiné sérieusement ce nouveau système, s'en sont montrées enthousiastes, et sous peu de nombreuses applications en vont être faites (1).

« DE LONGCHAMPS, de la maison Favre et Mottu. »

« École vétérinaire de Cordoue (Espagne), le 20 mars.

« Monsieur et honoré Confrère,

« Nous avons fait l'essai à cette École de votre nouveau système de ferrure, et comme les résultats en sont admirables, nous songeons d'en faire l'application suivie. Pour cela, nous avons besoin d'un outillage complet, afin d'exécuter la ferrure avec plus de facilité et de perfection.

« N'ayant personne autre que vous qui puisse nous faire cet envoi, nous nous plaisons à penser que vous ne nous refuserez pas de nous être agréable en cette circonstance, et nous vous prions bien d'accepter d'avance nos remercîments et nos plus chaleureuses félicitations pour votre utile invention.

« *Le professeur de ferrure et de forges,*
« Gabriel BELLIDO. »

« Jouy-en-Pithiverais, le 11 avril 1866.

« Monsieur,

« Je ferre toujours un certain nombre de chevaux à votre système ; mais le nombre n'en augmente pas, comme je l'aurais cru, en raison des bons résultats obtenus. Au mois de janvier, à l'époque des comptes, on a trouvé que je demandais un peu trop cher ; car j'ai augmenté le prix ordinaire, qui n'est pas assez élevé, et l'on a fait déferrer quelques chevaux.

« Sur ceux que je ferre depuis le début, la ferrure a réorganisé et transformé de forts mauvais pieds, qui étaient bleimeux et dont les talons étaient écrasés.

« Ces chevaux, qui ont maintenant les pieds en très-bon état, marchent tout à fait bien. Pour ceux qui labourent, on remarque toujours qu'ils ne se bottent pas dans les terres grasses comme ceux ferrés à l'ancien système.

« PORTHEAU, maréchal. »

---

(1) Nous savons depuis, par voie indirecte, que les prévisions de ce monsieur se sont réalisées. Un vétérinaire de Genève, M. Clément, aurait même imaginé un certain instrument pour faciliter et activer l'application de la ferrure. Il nous sera donné de le voir à l'Exposition. Nous l'accueillerons volontiers, s'il répond à ce qui nous est annoncé.

« Château de Pimpeneau, près Blois, le 1er mai 1866.

 « Monsieur,

 « J'ai vu votre mode de ferrure, et désirant en essayer, je vous envoie mon maréchal pour que vous lui donniez les instructions nécessaires.

 « Si nos essais réussissent, comme je l'espère, je propagerai votre ferrure au moment de nos grandes chasses à courre.

« Ernest DE ROZIÉRES. »

—

« Le Puy (Haute-Loire), le 10 mai 1866.

 « Monsieur,

 « Il me tardait de vous remercier de votre empressement à me faire parvenir les conseils que j'avais pris la liberté de vous demander ; mais je voulais vous rendre compte de l'effet produit à notre Société d'agriculture par un rapport de mon beau-père, le docteur Langlois, sur votre ferrure. Comme je le prévoyais, ce nouveau procédé a vivement attiré l'attention ; mais, comme je le prévoyais aussi, il a trouvé une opposition systématique chez un de nos vétérinaires. Cette opposition est de celles qui énervent, parce qu'elle est faite *à priori* et qu'elle n'est établie sur rien. Un contre-rapport doit nous être présenté par cet adversaire. Mon beau-père y répondra par l'exhibition de nos trois chevaux ferrés, qui font un service très-actif.

 « Vous devez, Monsieur, comme tous les inventeurs, vous faire bien du mauvais sang à la lecture de certaines critiques. Je voudrais avoir un nom qui fît autorité et vous dédommager par mon admiration pour l'audace de votre conception.

 « Votre système, rationnel en réalité, est tellement en dehors de la voie suivie et même explorée jusque-là, que de prime abord il me sembla impossible ; et malgré tous ses avantages théoriques, je ne l'essayai qu'en tremblant. Aujourd'hui, que le temps et l'expérience m'ont de plus en plus pénétré de ses avantages, c'est à peine si le souvenir, déjà effacé, de mes premières hésitations me laisse admettre que les autres puissent en avoir aussi.
« VIBERT, médecin de l'Hôtel-Dieu. »

—

« Orléans, 8 avril, 19 avril, 7 juillet et 30 décembre 1866.

 « Monsieur et honoré Confrère,

8 avril. — Je ne doute pas un instant de la réussite de votre ferrure à Orléans. J'ai ferré des pieds extrêmement mauvais, des pieds sur lesquels je n'osais pas espérer le succès, et les chevaux ont immédiatement mieux marché qu'avec la meilleure ferrure ordinaire.

 « Mais je vais avoir une forte lutte à soutenir ; un de mes collègues montre à ses clients une lettre émanant d'un vétérinaire de Paris, qui dit tout le mal possible de la ferrure, bien qu'il ait pris une licence, à ce qu'il paraît, dans le but, sans doute, de donner plus de force à ses dénigrations.

« 17 avril. — La ferrure, ici, est en très-bonne voie, malgré tous mes confrères qui se donnent un mal infini pour l'empêcher de réussir. La lettre de M. Percheron, ce vétérinaire dont je vous parlais, est aujourd'hui renforcée par une de M. Leblanc faite aussi dans le but d'être montrée aux clients. Avant peu, si cela continue, tous les vétérinaires de Paris auront écrit à Orléans.

« 7 juillet. — J'ai été obligé de revenir à l'ancienne ferrure pour les pieds de derrière de certains chevaux de loueurs, usant beaucoup ; mais, aux pieds de devant, votre procédé me réussit toujours très-bien et produit, dans tous les cas, les effets annoncés : élargissement des talons, guérison ou soulagement considérable des bleimes.

« 30 décembre. — Les avantages de votre ferrure sont tellement évidents qu'il est impossible que les propriétaires n'arrivent pas à les reconnaître, malgré les nombreux adversaires qui les nient ou cherchent à les dénaturer (1).

« Il faudra du temps pour que la vérité se fasse jour ici ; mais ce moment arrivera, j'en suis convaincu.

« J'ai vu avec plaisir que M. Bouley commençait à apprécier les avantages de la ferrure ; quand il la connaîtra mieux, il l'appréciera davantage encore et en deviendra certainement un chaud partisan. Si MM. Leblanc et consort n'avaient pas un intérêt particulier à ne point voir, ils auraient déjà fait comme lui ; mais ils ont beau fermer les yeux, il faudra bien qu'ils se rendent à l'évidence. « HURET, vétérinaire. »

———

« Bordeaux, 28 mars, 30 avril, 30 mai, 28 juillet 1866.

« Monsieur et cher confrère,

« 28 mars. — Votre ferrure fait merveille dans mon atelier ; mes ouvriers l'ont parfaitement comprise et l'appliquent avec plein succès.

« 30 avril. — La lutte grandit à Bordeaux, en raison même des succès que j'obtiens. On va jusqu'à payer des cochers pour leur faire déferrer, à mon insu, des chevaux ferrés depuis la veille seulement, prétextant qu'ils sont fourbus (2).

« A côté de cela, un collègue vient de prendre un brevet pour une ferrure tout à fait identique qu'il *applique fortement à chaud, pour que le fer*

---

(1) Le grand défaut de la ferrure pour les vétérinaires d'Orléans est d'avoir été acquise par un seul en monopole pour la ville. Nous ne donnons plus de semblables concessions, dont nous avons reconnu les inconvénients.

(2) A Bordeaux, nous avons aussi donné un monopole.

s'incruste sans le secours d'un instrument. J'ai sous la main la plus belle contrefaçon qui se puisse voir. Le cheval a malheureusement besoin d'être referré, et je ne serai pas en mesure de la faire constater. Envoyez-moi néanmoins, le plus tôt possible, une copie de votre brevet, afin que, le cas échéant de nouveau, je puisse faire valoir vos droits et les miens.

« 30 mai. — J'ai reçu, il y a une quinzaine de jours, le *Recueil,* où paraît la discussion qui s'est élevée au sein de la Société vétérinaire sur votre ferrure. Tout ce qui est énoncé par vos adversaires est grossièrement faux. Je répondrai à ces Messieurs.

« 28 juillet. — Votre ferrure progresse à Bordeaux, en dépit des critiques ; il ne se passe pas de jour qu'elle ne fasse de nouveaux adeptes. Mais c'est de la campagne surtout que nous recevons le meilleur coup d'épaule. Il y a moins de jalousies que dans les villes, le théâtre des expériences étant plus étendu (1).   « Peyronny, vétérinaire. »

———

« Anvers (Belgique), le 15 mai 1866.

« Monsieur,

« J'ai fait ferrer mes deux chevaux de voiture à votre nouveau système. Je ne vous cacherai pas les difficultés que j'ai éprouvées de la part des maréchaux, car vous les aurez éprouvées vous-même. Aujourd'hui, mes chevaux s'accommodent très-bien de cette ferrure, et je suis satisfait de la manière dont ils marchent sur nos petits pavés glissants.

« Si vous venez à Anvers, je vous offre de vous mettre en rapport avec un de nos vétérinaires qui pourra vous aider à vaincre la résistance aux choses nouvelles qu'on rencontre en Belgique comme en France.

« Litz et Comp. »

———

« Rembervillers (Vosges), 31 mai et 3 août 1866.

« Monsieur et Confrère,

« Le cheval que je vous ai signalé dans ma dernière lettre a été ferré d'après votre méthode, aussitôt l'arrivée de l'outillage. Aujourd'hui, les pieds ont acquis une parfaite conformation ; le sabot se régénère sans cercle, la paroi pousse lisse et dans toute sa régularité ; l'animal marche franchement, il y a amélioration certaine.

« J'ai fait aussi appliquer votre ferrure à deux chevaux de la cristallerie de Baccarat ; l'un de ces chevaux avait la paroi dérobée ; grâce à la feuil-

---

(1) Je possède encore une autre lettre de M. Peyronny, non moins catégorique ; mais elle a été reproduite dans le deuxième article de M. Rochut. Je ne la transcrirai pas ici, pour éviter une répétition. (Voir le *Recueil de médecine vétérinaire,* numéro de janvier 1867, p. 61-62.)

lure, nous avons atteint la partie solide, et le fer tient bien, quoique attaché avec cinq clous seulement. L'animal, exercé immédiatement au trot, a marché très-franchement.

« Le second cheval est boiteux, par suite du resserrement du quartier interne. Il nous faut attendre pour connaître le résultat.

« Vous le voyez, j'ai cherché tout d'abord des difficultés à vaincre. Si nous réussissons dans les différents cas où j'ai appliqué la ferrure périplantaire, à plus forte raison réussira-t-elle pour les pieds sains. La question pratique sera jugée, comme l'est déjà la question théorique.

« 3 août. — Les résultats obtenus de votre ferrure sont magnifiques : parfaite conformation des pieds après trois ou quatre applications ; de là, meilleur aplomb, marche plus solide et conservation des membres.

« J. Thilly, vétérinaire. »

———

« Saint-Clar (Gers), le 6 juillet 1866.

« Monsieur,

« Ayant eu connaissance de votre ferrure, j'ai ferré un cheval d'un pied de derrière atteint d'une seime ouverte et saignante de la couronne à la pince. Le cheval boitait à ne pouvoir arriver à ma forge. Aussitôt ferré, on lui fit faire 46 kilomètres, et il n'a plus boité (1).

« J'ai ensuite ferré quatre autres mauvais pieds, et je vois tous les jours les bons résultats de la ferrure.

« J'ai entrepris également un cheval de brigadier de gendarmerie, qui boite depuis deux ans d'un rétrécissement de sabot. J'espère avoir du succès sur lui comme sur les autres.

« Veuillez m'autoriser à continuer d'appliquer votre ferrure, etc.

« Lacroix, maréchal-ferrant. »

———

« Saint-Dizier (Haute-Marne), le 13 juillet 1866.

« Monsieur et cher Confrère,

« Je persiste toujours dans l'emploi de votre ferrure, mais je ne puis la propager comme je le voudrais, parce que les maréchaux n'y mettent pas de bonne volonté et qu'ils prennent 2 fr. par pied, ce qui est un prix exorbitant pour nos contrées. Je fais donc seulement ferrer mon cheval, qui se trouve très-bien de votre ferrure. Mais je sais que dans les cantons voisins de grandes maisons commencent à la faire appliquer ; espérons que leur influence et le temps triompheront de la routine.

---

(1) Je ne puis expliquer ce résultat que par un fer primitivement mal appliqué ou par le dégagement de la seime opéré en même temps que la ferrure. Mon procédé, si bon qu'il soit, n'opère pas instantanément de semblables miracles. P. Ch.

« Un de vos partisans les plus convaincus et qui a aussi quelques chevaux ferrés, M. Rozet, maître de forges, me disait qu'il serait peut-être de votre intérêt de laisser répandre la ferrure sans demander aucune indemnité. Son opinion est qu'à un moment donné les Sociétés d'agriculture, les Comices, en appréciant les avantages, vous voteraient quelque chose pour la rendre du domaine public, au moins dans le ressort de leur circonscription. Qu'en pensez-vous ?

« Je puis aujourd'hui mettre des fers très-forts à mon cheval et les incruster complétement en pince. En talons, un peu de relief au-dessous de la face inférieure de la sole et de la fourchette ne nuit pas, elle garantit ces deux parties en faisant recevoir au fer le premier choc.

« Parfaitement content de la ferrure qui ne m'a point donné d'accidents, je trouve bien osées et bien hâtives les critiques de la Société vétérinaire.

« PAULIN, vétérinaire. »

« Montagnac (Lot-et-Garonne), le 19 juillet 1866.

« Monsieur,

« Il y a déjà quelque temps que je fais usage de la ferrure inventée par vous et qui porte votre nom. Ayant obtenu de très-bons résultats des épreuves que j'en ai faites, je suis obligé, et même forcé par mes clients, de continuer cette nouvelle méthode, de laquelle nous n'avons qu'à vous louer et vous remercier pour le service que vous rendez à la maréchalerie. Aussi, je viens vous prier de m'envoyer l'autorisation pour la continuer. « LARRAT-DENYS, maréchal. »

« Nesles, près Fère-en-Bardenois (Aisne), le 19 juillet 1866.

« Monsieur,

« Veuillez bien m'envoyer 1 kilogr. de clous, pour attacher des fers de votre invention.

« Je ferre à votre système un cheval qui a les pieds plats, des bleimes en talons et qui s'en trouve très-bien. « HUBLOT-CARON, maréchal. »

« Marmande (Lot-et-Garonne), le 4 août 1866.

« Monsieur,

« Un maréchal d'un pays voisin, se disant concessionnaire de votre brevet, menace d'empêcher tous nos maréchaux de ferrer suivant votre excellent système.

« Je vous serai infiniment obligé de me dire si ce monsieur a le droit de faire ce qu'il dit, et d'entraver ainsi la propagation de votre méthode, que j'emploie depuis son début, et dont je suis très-satisfait.

« Vicomte d'AUBER DE PEYRELONGUE. »

« Tarbes, le 20 août 1866.

« Monsieur,

« Veuillez expédier de suite à M. Boscot, régisseur au château de Ferrols, ce qu'il faut pour pratiquer votre ferrure. Je voudrais la faire essayer ici où il y a peu de bons maréchaux et beaucoup de chevaux. Je voudrais aussi arriver à la faire appliquer à mes poulains.

« J'ai pu faire continuer votre ferrure, sur mes cinq chevaux, dans ma campagne de l'Isère; non pas à Lyon, comme je l'avais supposé ; mon maréchal, adroit du reste, n'a pas voulu la comprendre ; mais, dans un simple village, par un jeune homme sortant du régiment. Je compte faire revenir mon maréchal de Lyon à de meilleures dispositions, lorsqu'il verra mes cinq chevaux, qu'il ferre habituellement, parfaitement ferrés au village, et se trouvant fort bien de cette ferrure, malgré les mauvais chemins souvent rocailleux où je les fais passer.

« Comte DE VIRIEU, ancien officier de cavalerie. »

—

« Mirande (Gers), le 26 septembre 1866.

« Monsieur et Confrère,

« Fidèle à ma promesse, j'ai l'avantage de vous faire connaître le résultat de mes essais sur la ferrure périplantaire, que vous avez imaginée.

« Ces essais ont été faits sur plusieurs chevaux, mais ils n'ont été bien suivis, dans ce qui est des modifications qu'elle est susceptible de produire au sabot, que sur un cheval âgé de onze ans, affecté au service de la selle et du trait léger, après avoir fait le service du gros roulage pendant cinq ans, qui présente les traces les plus évidentes des dégradations provoquées par le système de ferrure usuel.

« Il est couronné, arqué, encastelé en talons et en quartiers, côté externe du membre antérieur droit ; le pied postérieur gauche est plus petit que le droit, il porte des marques de feu au paturon, aux boulets et aux tendons des deux membres postérieurs et enfin butte fréquemment du devant.

« J'ai produit à la Société vétérinaire du Gers, séance du 19 septembre, les pièces à conviction des essais faits sur ce cheval pendant un an, empreintes et moulures des quatre pieds prises après la première et la dernière ferrure, toutes les déferres et un rapport détaillé sur les résultats obtenus. Voici les conclusions de ce rapport :

« 1º La ferrure périplantaire n'offre pas plus de difficultés d'exécution et dure autant que la ferrure usuelle ;

« 2º Elle donne au cheval, après la deuxième ou la troisième application, une plus grande sûreté d'appui et d'allures sur toute espèce de terrain que la ferrure employée jusqu'à ce jour ;

« 3° Sur un cheval de onze ans, dont les pieds sont déformés, elle n'a apporté aucun changement dans la conformation de la paroi, mais la sole et la fourchette surtout se sont développées, sont devenues plus fortes et ont été rendues à leurs conditions normales d'impressionnabilité ;

« 4° Par la pression ou le frottement modéré de ces organes sur le sol, la face plantaire du pied s'use dans de justes limites et présente cette excavation légère qui caractérise les pieds à l'état naturel et qui indique que leur principal appui doit s'effectuer sur le bord inférieur de la muraille ;

« 5° Pour toutes ces raisons, la ferrure périplantaire mérite que des essais en soient faits sur une grande échelle par les vétérinaires et les maréchaux amis du progrès.

« J'ai sous les yeux la brochure critique de M. Leblanc, qu'il m'a fait parvenir par un confrère qui est allé le voir. Mais le travail de cet éminent vétérinaire n'a pas ébranlé ma conviction ; je persiste à croire que votre système de ferrure est plus rationnel que le système usuel.

« Delsol, vétérinaire. »

———

« Mansle (Charente), le 8 octobre 1866.

« Monsieur,

« Désirant propager dans le pays votre nouvelle ferrure que je sais bonne pour faciliter la marche du cheval, et en même temps pour réorganiser les mauvais pieds si communs chez nous, je vous prie de me faire connaître vos conditions pour une licence, etc.

« Désafit jeune, maréchal. »

———

« Nantes (Loire-Inférieure), le 8 octobre 1866.

« Monsieur et cher Confrère,

« Quelles que soient les accusations qui aient été portées contre votre ferrure, les boiteries déterminées par le système usuel sont tellement nombreuses, que leur constatation serait le meilleur plaidoyer à opposer à des attaques qui sont trop vives pour n'être pas très-exagérées et très-injustes.

« Ainsi, je n'ai ferré à votre système que des chevaux boiteux dont les sabots étaient mal conformés ou détériorés ; non-seulement ils se sont redressés pour la plupart, mais chez tous les sabots se sont améliorés dans une telle mesure qu'il me paraît impossible d'obtenir un semblable résultat avec la ferrure française, quelles que soient l'habileté et les précautions de l'ouvrier qui l'applique.

« Depuis un an plusieurs chevaux qui étaient boiteux sont ferrés à votre méthode, à la grande satisfaction des propriétaires ; ils font un service pénible et ne boitent plus. D'autres, également boiteux au début et ferrés depuis six mois, se trouvent on ne peut mieux de la ferrure que je ne crains pas de considérer comme une conquête réelle de la chirurgie, appliquée à certaines maladies du sabot.

« Dans les premiers temps, les chevaux se déferraient, les fers cassaient ; mais aujourd'hui ils tiennent solidement et ont la même durée que les fers ordinaires. La question économique est résolue à condition que l'ouvrier soit parfaitement mis au fait du procédé.

« La plupart des chevaux que je ferre à votre système sont des **chevaux** de luxe d'un très-grand prix. Je n'en ai encore ferré qu'un de roulage et un de fiacre. « Abadie, vétérinaire. »

———

« Champagne-Fontaine (Charente), **8 octobre,**
10 décembre 1866, 30 janvier 1867.
« Monsieur,

« 8 octobre. — Les expériences de la ferrure périplantaire, que j'ai vue appliquée à plusieurs chevaux, m'engagent à vous faire la demande de l'autorisation nécessaire pour la pratiquer moi-même dans ma commune.

« 10 décembre. — Les premières épreuves que j'ai faites de **votre** ferrure ont parfaitement réussi. Aussi, je rencontre déjà des jaloux et des détracteurs. Plusieurs maréchaux la décrient et font croire à leurs clients qu'on fait saigner les pieds des chevaux en les ferrant, qu'ils boitent, et qu'on ne peut plus les referrer autrement.

« Tous ces discours absurdes en imposent néanmoins aux personnes ignorantes de la chose, mais j'espère en triompher. Le courant qui nous entraîne vers le progrès m'aidera à dessiller les yeux de ceux qui m'entourent.

« 30 janvier. — Je me suis conformé à votre brochure et à vos observations et m'en suis bien trouvé. La ferrure se propage ici, et pas un des chevaux que je ferre à votre système ne devient boiteux, tandis qu'il y en a beaucoup de boiteux avec la ferrure ordinaire.

« Je sais, Monsieur, que votre ferrure est vivement attaquée partout : c'est à nous maréchaux, qui la comprenons et qui la pratiquons, de vous aider de tous nos efforts pour la faire triompher. Prenez courage, ces attaques sont la marque de l'excellence de votre ferrure et le gage assuré de votre triomphe. « Robin, maréchal. »

———

« La Vallette (Charente), 31 juillet, 26 août,
7 septembre, 26 décembre 1866.

« Monsieur et Confrère,

« 31 juillet. — Voulez-vous me permettre de faire appliquer, à titre d'essai, votre ferrure sur mes deux chevaux, faisant un service varié au tilbury, à la cariole et à la selle, dans des chemins très-irréguliers et parfois pierreux. L'un d'eux, grosse jument bretonne, a, je dois vous le dire, les pieds plats, les talons bas et un peu écrasés; l'autre cheval, demi-sang, a les pieds bien conformés.

« Si vous le permettez, j'étendrai aussi mes expériences sur quelques chevaux de ma clientèle dont les pieds sont encastelés, et plus tard, je vous en donnerai des nouvelles.

« 26 août. — Nos premiers essais ont été heureux; aussi vont-ils vous créer des partisans dans nos pays, et entre autres un confrère d'Angoulême, M. Boisnard, qui va vous demander une licence.

« Aujourd'hui, moi-même je vous en demande deux : l'une pour M. Jacques Méry, maréchal à La Vallette; l'autre pour M. Naud, François, maréchal à Roussenac. Après demain, j'irai donner les premières notions de la ferrure à M. Jolivet, de Mareuil-sur-Belle.

« 7 septembre. — Permettez-moi de vous faire part de quelques légères modifications que j'ai cru dès le début devoir apporter à vos fers. Craignant que dans chaque foulée, surtout pour le cheval qui rase ou butte, le choc du fer ne se fasse ressentir fâcheusement sur le bord antérieur de la sole, j'ai cru bon d'ajouter à vos fers un petit pinçon qu'on lève au détriment de la rive interne de la pince; pour les chevaux qui forgent, j'en fais lever deux aux fers de derrière, un de chaque côté de la pince. Enfin, je fais rendre carrée l'ouverture inférieure de l'étampure, afin qu'au besoin on puisse ferrer avec des clous de bœufs, dont la tête peut s'engraver assez profondément pour rendre l'attache solide.

« 26 décembre. — Partout où l'on s'occupera sérieusement de votre ferrure, elle réussira; car elle est bonne par elle-même. C'est vous dire qu'à La Vallette, elle a pris autant qu'il soit possible. Déjà, plus de quarante chevaux y sont ferrés; il ne reste comme retardataires que les routiniers et les voituriers, en raison du prix plus élevé que prennent les maréchaux.

« A Mareuil, à Rouillac et à Champagne, elle tient également le haut du pavé. Cependant, je crois que vous ferez sagement de ne plus accorder, comme vous me le dites, que des licences nominatives et limitées; car le monopole attire à votre ferrure beaucoup de critiques, qui n'auraient pas lieu sans cela, et dont elle ne pourra triompher qu'à la longue.

« NAUD, médecin-vétérinaire. »

« Remicourt-les-Villers, près Nancy, 6 novembre 1866
et 22 janvier 1867.

« 6 novembre. — Je continue ici, Monsieur, à appliquer votre système de ferrure, et à en être satisfait. J'ai appris au maréchal de mon père à la faire très-convenablement, dans le but de la répandre par lui dans nos provinces.

« Je rencontre cette année beaucoup moins d'incrédulité que l'année passée, et ne vois guère plus d'autre obstacle que la routine pour faire adopter cette ferrure par beaucoup de monde. On ne lui conteste plus ses avantages comme aisance à donner aux pieds et à l'aplomb du cheval. La pratique seule en semble difficile, comme tout ce à quoi on n'est pas habitué.

« C'est déjà un grand pas de fait. L'exemple de quelques personnes qui, comme moi, ne s'arrêtent pas aux convictions théoriques fera, j'espère, franchir l'obstacle et répandra les bienfaits de votre méthode de ferrage.

« ROGER DE SCITIVAUX. »

« 22 janvier 1867. — Je pratique beaucoup maintenant votre genre de ferrure et viens même de commander du fer de la meilleure forge de Franche-Comté, pour l'avoir d'une plus grande finesse et d'une plus grande ductilité que celui que nous rencontrons à Nancy (1).

« Je vous envoie le dernier *Bulletin* de notre Société d'agriculture, qui contient un rapport de l'un de nos vétérinaires sur votre ferrure, et les critiques qu'elle a soulevées parmi les vétérinaires de Paris. Lisez-le, et vous verrez qu'ici nous en sommes contents.

« Envoyez-moi des clous; j'ai de la peine a me les procurer aussi bons qu'à Paris.

« DE SCITIVAUX DE GREISCHE,
« Président de la Société d'agriculture de Nancy. »

———

« Crépy-en-Valois (Oise), le 17 décembre 1866.

« Monsieur,

« Je m'applique sérieusement à pratiquer votre système de ferrure. J'ai déjà ferré plus de douze chevaux et me suis facilement habitué au mode d'application. Mes clients sont très-contents, et moi aussi.

« CHEDEVILLE, maréchal. »

———

« Chinon (Indre-et-Loire), le 21 décembre 1866.

« Monsieur et honoré Confrère,

« J'ai le plus vif désir de me livrer à une série d'expériences sur votre

---

(1) Il n'est pas absolument nécessaire d'avoir du fer de première qualité, il faut seulement qu'il soit laminé au bois pour n'être pas cassant. A Paris, nous nous trouvons très-bien d'un fer provenant des forges du bassin de l'Est, dont le prix n'est pas élevé.   (P. CHARLIER.)

ferrure, que je crois appelée à opérer une entière révolution dans l'art de la maréchalerie.

« M. le baron de Pierres, dont je suis le vétérinaire à Chinon, et avec lequel je me suis entretenu longuement de votre système et des bons résultats qu'il en a obtenus, a eu la complaisance de me laisser à son départ un boutoir et deux fers pour en faire l'application.

« Je dois à la vérité de dire qu'après avoir employé ces deux fers, j'ai fait ferrer trois autres chevaux qui depuis longues années étaient boiteux des pieds antérieurs, pour cause de bleimes, de talons serrés, et que j'ai obtenu des résultats tels qu'il ne m'est plus permis de douter qu'on doive, dans la majorité des cas, guérir ces affections, conséquence le plus ordinairement de l'ancienne méthode de ferrer.

« Je possède une jument que M. le baron de Pierres a eu l'occasion de voir chez lui. Depuis trois ans que cette bête fait mon service, je lui ai toujours fait le reproche d'avoir les pieds antérieurs très-sensibles et d'avoir été souvent boiteuse, lorsque mon maréchal ne s'abstenait pas de placer des clous sur toute la branche interne des fers. Je l'ai fait ferrer à votre système, et je trouve aujourd'hui un si grand changement dans ses allures que je crois avoir à conduire une autre jument que la mienne; elle marche avec assurance même sur les routes fraîchement empierrées, ne boite plus, ne glisse plus, et les pieds, qui étaient ovales, reprennent leur conformation.

« Comment ne pas se rendre à de semblables faits.

« E. Thibault, vétérinaire. »

———

« Vihiers (Maine-et-Loire), le 4 janvier 1867.

« Monsieur,

« Je vous prie de m'excuser, si je prends la liberté de vous écrire; je viens aujourd'hui vous voter des remercîments au sujet de votre nouveau système de ferrure, l'ayant appliqué avec succès dans maintes circonstances, surtout pour les jeunes chevaux, étant dans un pays d'élève. Ici les propriétaires font travailler les poulains dès l'âge de deux ans; il faut qu'ils soient ferrés, et la ferrure ordinaire, souvent mal appliquée, les rend comme immobiles, parce que l'intérieur du pied ne peut fonctionner.

« Depuis que j'ai essayé votre nouveau système sur ces jeunes chevaux, il m'en a été amené qui ne pouvaient marcher avec l'ancienne ferrure et qui, aussitôt referrés par votre système, n'éprouvaient plus de difficulté en marchant.

« Comme étant abonné au *Journal de médecine vétérinaire*, j'ai eu connaissance de votre rapport à la Société centrale, et j'ai vu qu'il n'a pas manqué de contradicteurs; mais c'est parce qu'ils n'ont pas su ou qu'ils n'ont pas voulu se rendre compte du bien-être que les pauvres animaux éprouvent par le moyen de cette nouvelle ferrure.

« Par la même circonstance, je me permettrai de vous dire quelques mots sur votre système de ferrure appliqué aux bœufs de travail. J'ai eu occasion d'en faire l'essai, principalement sur des mauvais pieds difformes, et j'ai remarqué qu'il n'est nul besoin de garantir le milieu du pied, comme on le fait par l'application d'un fer large couvrant tout l'onglon, ce qui détermine l'usure prompte du fer et fait glisser les animaux.

« La ferrure périplantaire résiste beaucoup plus longtemps sur les bœufs que la ferrure ordinaire; elle les empêche de glisser et de se couper lorsqu'ils sont panards, vulgairement appelés *genouillards*.

« Je vous citerai de plus un grand défaut dans la ferrure ordinaire des bœufs, auquel la ferrure périplantaire remédie. Pour que le fer plat soit solidement attaché, il lui faut une oreille large et d'une épaisseur proportionnée qu'on rabat par-dessus l'onglon. Eh bien! cette oreille est la cause de beaucoup d'accidents, qui blessent l'intérieur des pieds par la commotion des coups de marteau. Il s'ensuit quelquefois de la fourbure et plus tard le décollement de l'ongle. D'autres, et presque tous en général, n'ont la marche bien assurée qu'au bout d'une huitaine de jours de ferrage.

« Cet inconvénient n'existe pas avec la ferrure périplantaire; car l'oreille, qui se contourne sur l'onglon, est beaucoup plus étroite et plus flexible que celle des anciens fers. Les bœufs ne semblent pas souffrir après qu'ils sont ferrés par ce nouveau système.

« C'est pourquoi, Monsieur, après avoir fait l'essai de votre ferrure et reconnu qu'elle était de beaucoup préférable à l'ancienne, je vous demande la permission de la continuer tant que mes clients voudront bien comprendre leurs intérêts et le bien-être de leurs animaux.

« Soyez, maréchal-ferrant (1). »

———

« Château de Pupetière (Isère), le 8 janvier 1867.

« Monsieur,

« Je continue à me bien trouver de votre ferrure. Une seule de mes ju-

---

(1) Depuis la communication de cette lettre à la Société centrale d'agriculture de France, ayant remarqué que la paroi externe, en se contournant de dehors en dedans, pour former la paroi interne, *conserve son épaisseur jusqu'au tiers environ depuis le bout de l'onglon;* j'ai substitué au pinçon le retour du fer, au contour de la paroi, pour le fixer en cet endroit au moyen d'un petit clou. L'expérience prouvera plus tard si cette nouvelle disposition, comme je l'espère, sera suffisante pour sa solidité.   P. Ch.

ments est encore ferrée autrement, parce que, ayant une corne qui s'é-
caille, les fers ne tenaient pas. Je vais, quoi qu'il en soit, essayer de nouveau; mon maréchal, plus au courant, arrivera peut-être à les attacher
plus solidement.

« En revanche, je puis vous signaler un succès important. J'ai depuis
six semaines une jument normande qui a été réformée par le 20ᵉ d'artil-
lerie pour deux seimes et les pieds très-sensibles. Elle était ferrée à
planche, et, malgré cette précaution plus ou moins utile, elle ne pouvait
faire son service. Quand elle m'est arrivée, en effet, ses allures étaient
raccourcies et indiquaient une grande appréhension dans la marche. Un
instant, je me suis demandé si elle n'était pas prise des épaules; je l'ai
fait ferrer à votre système, et, dès le premier jour, elle a marché comme
d'habitude, excepté sur les cailloux, ce qui s'explique par les mutilations,
pour me servir du mot de vos adversaires, qu'avait nécessitées l'application
de la ferrure ancienne, et surtout de la ferrure à planche. La fourchette,
par ce mode de ferrure, était pour ainsi dire supprimée, et toute la sole
cédait sous le doigt.

« Au bout de peu de jours de votre ferrure, la marche s'est affermie, et
aujourd'hui cette jument a des allures remarquables, plus de vigueur et
une grande sûreté dans l'appui, même sur les parties de route nouvellement rechargées. Si les seimes guérissent, ce que j'ose espérer, ne
trouvez-vous pas que ce sera un beau résultat?

« Je sais qu'à Nérac on est toujours content aussi de votre ferrure. L'expérience faite chez M. Sarrau, maître de poste, semble en effet concluante,
Les chevaux de M. Sarrau font un service qui serait impossible avec les
chevaux du Nord, 80, 100 et jusque 120 kilomètres dans certains jours.
C'est moi qui ai décidé M. Sarrau à faire dans le pays les premiers essais.
Je m'en félicite, puisqu'il est satisfait. La majeure partie de ses chevaux,
au nombre de cent environ, sont ferrés aujourd'hui à votre système.

                              « Marquis DE VIRIEU. »

—

« Angoulême (Charente), le 14 janvier 1867.

« Monsieur et Confrère,

« Votre ferrure progresse dans notre département, bien qu'à Angoulême elle n'ait pas été aussi généralement acceptée que je le croyais, en
raison sans doute de la vive opposition qui lui est faite (1).

« J'ai néanmoins le plaisir de vous annoncer qu'il me vient maintenant

—

(1) A Angoulême, comme à Orléans, comme à Bordeaux, la ferrure a été cédée
en monopole. Ce moyen, parfois nécessaire pour vaincre l'apathie et la routine,
n'aura plus, je l'espère, sa raison d'être.   P. CH.

des chevaux de très-loin pour être ferrés, et que, peu à peu, les maréchaux, d'abord si réfractaires, commencent à se laisser convaincre des avantages considérables de la ferrure périplantaire.

« Je puis vous dire d'ailleurs que, plus on se familiarise avec elle, moins on lui trouve de difficultés d'exécution.

« Ici, je n'ai qu'à m'en louer, et, si ce n'était son prix plus élevé, tous ceux qui l'ont essayée l'auraient continuée après la guérison de leurs chevaux. Et cependant, que de critiques, que de calomnies systématiques elle a subies de la part des maréchaux, des vétérinaires et des cochers avec lesquels nous sommes trop souvent obligés de compter.

« Quoi qu'il en soit, l'avenir de votre ferrure est bien assuré, et je suis convaincu que votre brevet n'arrivera pas à prescription sans qu'elle devienne la ferrure usuelle. Vos ennemis vous auront fait cet avantage, ou y auront singulièrement contribué, en forçant vos partisans convaincus à faire une plus chaleureuse propagande.

« BOISNARD, vétérinaire. »

———

« Château de Saint-Gervais, près Blois, le 14 janvier 1867.

« Monsieur,

« Je manque absolument de clous pour ferrer à votre système. Je viens vous prier de m'en expédier de suite, car mon maréchal me prévient que deux de mes chevaux ont besoin d'être referrés.

« Je continue à être très-satisfait de votre ferrure, dont je me suis spécialement servi pour mes chevaux de chasse depuis le mois d'octobre ; jamais je n'ai monté des chevaux glissant moins, soit dans les mauvais chemins, soit pour aborder des obstacles, et pas un ne s'est déferré. Vos fers sont solides et durent autant que les autres.

« Si je montais en steeple-chase, je ne voudrais que des chevaux ferrés à votre système. « Comte DE GOURJAULT. »

———

« Nîmes (Gard), le 14 janvier 1867.

« Monsieur,

« Je suis très-satisfait de mes expériences sur votre ferrure ; je n'en ai eu que de très-bons résultats.

« J'ai ferré un cheval, entre autres, qui avait les talons très-bas et très-mauvais ; au bout de trois mois, ils étaient revenus dans leur état normal. Cependant, il n'y a pas moyen de faire comprendre aux clients les bons effets que cette ferrure produirait sur les bons pieds ; ils ne la veulent que pour les chevaux boiteux. « BACCOU, maréchal. »

« Olonzac (Hérault), le 21 janvier 1867.

« Monsieur et Confrère,

« Depuis le 1er août 1866, je poursuis mes expériences sur la ferrure périplantaire, et j'ai jusqu'à ce jour obtenu des résultats tels que je m'en déclare partisan, malgré tout ce qu'on en dit.

« Les avantages de cette ferrure sur l'ancienne, la mieux pratiquée, sont incontestables, et ne peuvent être niés que par des personnes incompétentes ou mal intentionnées.

« Mes essais n'ont pas été aussi nombreux que je l'aurais désiré, pour plusieurs raisons :

« 1° L'apathie des propriétaires de nos cantons, peu partisans de toute innovation dès qu'elle coûte quelque chose ;

« 2° Le mauvais vouloir des maréchaux, incapables qu'ils sont peut-être ou se croient être de la pratiquer ;

« 3° Enfin, il m'est pénible de vous le dire, l'entente presque générale des vétérinaires mes voisins, qui forment une espèce de croisade et se posent en détracteurs, quand même, de la ferrure.

« Vous comprendrez qu'avec un tel concours de circonstances défavorables, il ne soit pas étonnant que je n'aie pu, jusqu'à présent, faire ferrer que les chevaux de mes amis, ceux qui ont en moi pleine confiance. Mais ces expériences sont tellement en faveur de la ferrure, que j'ose espérer qu'elle se répandra malgré les oppositions.

« Veuillez, je vous prie, m'envoyer toutes les brochures qui ont paru pour ou contre votre système, afin que je puisse mieux, à l'occasion, soutenir la discussion. Heureux, mille fois heureux, si je puis, pour une faible part, concourir à sa vulgarisation.

« Je le crois sincèrement appelé à devenir universel dans un temps plus ou moins long.　　　　　　　　　　« MONTAGNON, vétérinaire. »

———

« Nantes, le 26 janvier 1867.

« Monsieur et cher Confrère,

« J'ai pris communication ce matin de l'arrêt de la Cour impériale de Paris, qui vous donne complétement gain de cause. J'en suis enchanté, parce que je crois que c'est justice, et je m'empresse de vous en adresser mes sincères félicitations.

« Espérons que le grand bruit qui s'est fait à l'occasion de votre système va enfin s'apaiser ; en effet, la discussion ne saurait, dans l'état actuel des esprits, se prolonger sans inconvénient pour tout le monde. Le temps jugera en dernier ressort sur les faits que les expériences produiront. Mon opinion est faite, et je ne pense pas qu'elle doive se modifier :

elle est consciencieuse; de même que je trouve bon de considérer comme telle même celle des plus vifs opposants. La vivacité dans ce cas est une question de tempérament.

« Je continue toujours à me bien trouver de votre système, quoiqu'il m'ait suscité aussi quelques ennuis; car il y a des opposants partout, ce qui n'est peut-être pas un mal. Les personnes qui en ont essayé, depuis longtemps surtout, en sont toutes enchantées, au point de vue de l'économie et du bien-être des chevaux.

« L'épreuve de la ferrure à la chasse à courre semble donner de très-bons résultats. Je dis semble, parce qu'elle n'est pas assez longue pour être définitivement jugée ; toutefois, jusqu'ici, cette épreuve est très-favorable.

« Bien que je n'aie, mon cher Confrère, qu'à vous remercier de vos sentiments gracieux, je désirerais régler ma position à votre égard, afin d'être plus à mon aise si, ainsi que cela est possible, votre système s'étend ici. Vous aurez, sans doute, à vous entendre avec des maréchaux qui l'appliqueront, bien que tous lui aient jusqu'ici fait une réelle opposition ; mais il y a tendance à un revirement de leur part, par le motif que voici : Quelques-uns de mes clients pour la médecine, qui font ferrer ailleurs, ont eu des chevaux boiteux auxquels le système a été appliqué, et qui s'en sont bien trouvés. Ces animaux continuent donc d'être ferrés chez moi, tandis que leurs camarades d'écurie sont ferrés chez le maréchal habituel. L'exemple de quelques faits de cette nature dessillant les yeux, les opposants semblent moins réfractaires, et déjà un cheval, à ma connaissance, a été ferré par l'un d'eux. Il est probable qu'il en existe d'autres encore.

« ABADIE, vétérinaire. »

« Dampierre, le 15 avril 1867.

« Monsieur,

« Je veux vous dire combien je suis satisfait du nouveau système de ferrage de mes bœufs, et je pense ne pas exagérer en estimant à 30 pour 100 l'économie qui en résultera.

« Les premiers bœufs ont été ferrés le 16 février, et ces fers n'ont été remplacés que le 10 avril. En deux mois, je n'ai pas eu un seul bœuf déferré, et pas un seul n'est devenu boiteux sur les *quarante* ferrés à votre système.

« Enfin, Monsieur, je ne saurais vous dire combien je suis content de votre ferrure ; elle est facile ; mon maréchal, qui n'est qu'un simple ouvrier de campagne, s'est vite mis au courant : il forge très bien ses fers et les applique facilement.

« Je conseille cette ferrure à tous les agriculteurs qui font des transports avec leurs bœufs, et ma conviction est qu'ils reconnaîtront que vous avez rendu un grand service à l'agriculture en la propageant.

« Veuillez, Monsieur, recevoir tous mes remercîments.

« Comte DE BÉHAGUE,
« Propriétaire à Dampierre, membre de la Société impériale
et centrale d'agriculture de France. »

Tel est le résumé bien incomplet de ce qui se passe en province et même à l'étranger, relativement à la ferrure périplantaire. Beaucoup d'adhésions, on le voit, de la part d'hommes éminemment sérieux et très-compétents, qui ont expérimenté sans parti pris.

A côté des quelques lettres que je viens de citer, combien est plus grand le nombre de celles que j'aurais pu recevoir si j'avais fait le moindre appel à tous ceux qui m'ont demandé des conseils et le moyen d'appliquer la ferrure. Je suis persuadé qu'il m'eût été possible ainsi de multiplier à l'infini les preuves des bons résultats obtenus par le procédé sur les bons pieds, comme sur ceux détériorés le plus souvent par la ferrure ordinaire. Mais à quoi bon multiplier considérablement les faits ; ce qui s'est produit cent fois se produira mille fois, se produira *toujours*.

Je regrette néanmoins de n'avoir pas cité deux noms qui peuvent encore peser dans la balance ; ce sont ceux de M. Gadois, maître de poste au Mans (Sarthe), qui fait appliquer la ferrure sur un grand nombre de chevaux affectés à divers services, et d'un confrère modeste qui, bien que sorti d'Alfort avec la trousse d'honneur, après avoir obtenu le premier prix dans chacune de ses quatre années d'étude, M. Duguyot de Champignelle (Yonne), propage en silence, dans le rayon qui l'entoure, le nouveau système qu'il a su apprécier par la théorie et par la pratique, l'ayant fait appliquer à ses trois chevaux de service (1).

Merci à vous tous, chers coopérateurs connus ou inconnus. Grâce à vous, ma ferrure a pris son essor ; sans vous, elle fût peut-être restée pour long-temps ensevelie dans l'oubli. Déjà M. Leblanc avait prononcé, vous le savez, son oraison funèbre, et convié à son enterrement tous les vétérinaires et maréchaux de Paris. Mais, Dieu merci ! elle est mieux portante que jamais, et elle défie toutes les machinations.

Agréez, Monsieur et cher Maître, avec mes remerciements, l'assurance de mon sincère dévouement.

P. CHARLIER.

---

(1) Ces renseignements m'ont été donnés par M. le général de division comte de Gudin, sénateur, qui est arrivé de la campagne avec deux chevaux ferrés au système, d'après les conseils de mon collègue Duguyot.

3028   PARIS. — Typographie de RENOU ET MAULDE, rue de Rivoli, 144.